COLLECTION DES TABLEAUX SYNOPTIQUES

FORMAT IN-16 AVEC FIGURES

Chaque volume, cartonné.. 1 fr. 50

Tableaux synoptiques pour l'Analyse des Urines et des dépôts urinaires, par G. Drevet, 1899. 1 vol. in-16, cart..... 1 fr. 50

Tableaux synoptiques pour l'Analyse des Engrais et des amendements, par P. Goupil, 1900. 1 vol. in-16, cart..... 1 fr. 50

Tableaux synoptiques pour l'Analyse des Vins, de la bière, du cidre et du vinaigre, par P. Goupil, 1900. 1 vol. in-16, avec 10 fig., cart.. 1 fr. 50

Tableaux synoptiques pour l'Analyse du Lait, du beurre et du fromage, par P. Goupil, 1900. 1 vol. in-16, cart..... 1 fr. 50

Tableaux synoptiques pour l'Analyse chimique de l'Eau, par P. Goupil, 1901. 1 vol. in-16, cart................. 1 fr. 50

Tableaux synoptiques pour l'Analyse bactériologique de l'Eau, par P. Goupil, 1901. 1 vol. in-16, cart............ 1 fr. 50

Tableaux synoptiques pour les Analyses Médicales (sang, pus, liquides de kystes, calculs biliaires, etc.), par P. Goupil, 1901. 1 vol. in-16, cart...................................... 1 fr. 50

Tableaux synoptiques de Bactériologie médicale, par le Dr A. Dupont, 1901. 1 vol. in-16, cart.................. 1 fr. 50

10377-00. — Corbeil. Imprimerie Éd. Crété

TABLEAUX SYNOPTIQUES

DE

BACTÉRIOLOGIE MÉDICALE

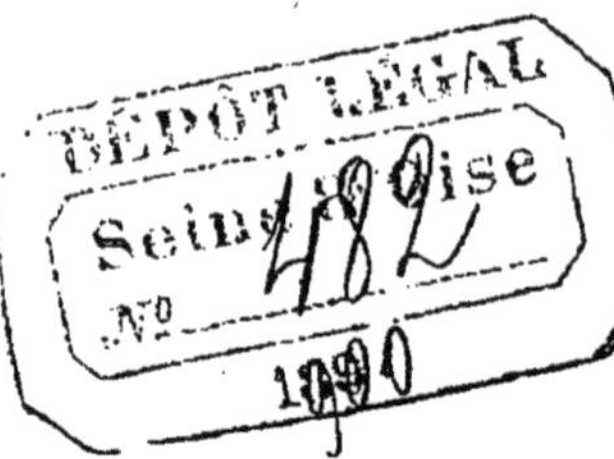

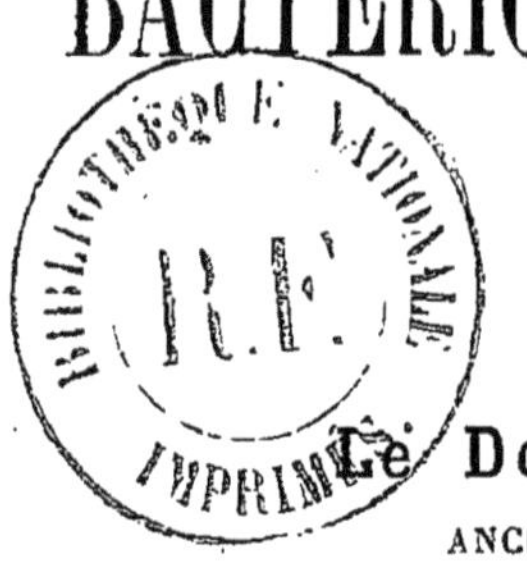

PAR

Le Docteur A. DUPONT
ANCIEN INTERNE DES HÔPITAUX

—

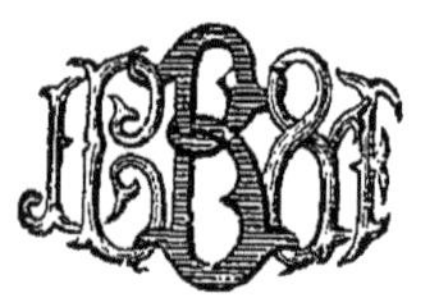

PARIS
LIBRAIRIE J.-B. BAILLIÈRE ET FILS
19, rue Hautefeuille, près du Boulevard Saint-Germain

—

1901

AVANT-PROPOS

Les *Tableaux synoptiques de Bactériologie médicale* ont pour but de permettre à l'étudiant comme au médecin de se remémorer rapidement les principes de technique bactériologique que l'on doit avoir toujours présents à l'esprit et qui sont indispensables pour mener à bien les recherches que la clinique moderne impose à tout praticien consciencieux.

Ils donnent également les caractères essentiels des espèces microbiennes les plus fréquentes.

Il est bien entendu que nous n'avons pu entrer dans tous les détails : nous renvoyons aux livres, tels que les manuels de Macé, de Besson, ou au traité plus complet de Duclaux.

A. Dupont.

I. — INSTRUMENTS.

1. — MICROSCOPE.

STATIF.......	De Dumaige, Stiassnie, Nachet, Leitz, Zeiss, etc., avec mise au point à crémaillère et vis micrométrique.	
OBJECTIFS.....	Essentiels pour la bactériologie.	N° 7. Immersion homogène à l'huile, de 1/12 ou 1/15.
	Pour les coupes histologiques.	N° 2. N° 4.
OCULAIRES....	N° I. N° III.	

Condensateur Abbe, pour l'objectif à immersion.
Une bouteille d'huile à immersion.

2. — ACCESSOIRES.

Lames.
Lamelles.
Flacons à entonnoirs et filtres.
Flacons compte-gouttes.
Pinces brucelles.
Pince de Cornet.
Porte-lames.
Tubes Borrel.

II. — APPAREILS POUR LA STÉRILISATION ET LES CULTURES (1).

1. — APPAREILS POUR LA STÉRILISATION.

ESSENTIELLEMENT.
- Four à flamber.
- Autoclave Chamberland.
- Étuve à régulateur.

ACCESSOIREMENT..
- Filtre Chamberland.
- Appareil pour coaguler le sérum.

2. — APPAREILS POUR LES CULTURES.

Tubes à culture.
- *a.* Simples tubes à essai.
- *b.* Tubes dits à pomme de terre.

Tubes de Pasteur, pour cultures anaérobies sur bouillon.
Tubes de verre simples, pour faire des pipettes.
Tubes étroits pour tubes de Vignal.
Boîtes de Petri.
Flacons plats.
Flacons à fond large et plat, dits d'Ehrlenmeyer.

Öse de platine pour ensemencements, à fils
- N° 1.
- N° 2.
- N° 3.

(1) Pour tous les détails, voir un traité de bactériologie technique, en particulier : *Technique microbiologique et sérothérapique*, par A. Besson.

III. — MATIÈRES COLORANTES.

Nota. — Tous ces colorants doivent être filtrés avant l'usage, pour éviter les dépôts.

1. — SOLUTIONS SIMPLES.

MICROBIENNES	1.	Bleu de méthylène	1 gr.
		Eau distillée	100 gr.
	2.	Violet de gentiane	1 gr.
		Eau distillée	100 gr.
	3.	Fuchsine	1 gr.
		Eau distillée	100 gr.
PROTOPLASMIQUES (pour colorer les cellules dans les frottis).		Éosine	0^{gr},25
		Eau distillée	100 gr.

Pour colorer les noyaux des cellules dans les frottis, on pourra employer une solution d'*hématoxiline*.

2. — SOLUTION HYDRO-ALCOOLIQUE.

Safranine	1 gr.
Alcool absolu	10 gr.
Eau distillée	100 gr.

Cette solution est très pratique, pour recolorer, après l'usage du Gram, les microbes ne prenant pas le Gram, ainsi que les cellules dans les frottis; c'est en effet un colorant général à élection nucléaire.

III. — MATIÈRES COLORANTES (*Suite*).

3. — SOLUTIONS MORDANCÉES.

THIONINE PHÉNIQUÉE.	Thionine rectifiée	1 gr.
	Acide phénique neigeux	2 gr.
	Alcool absolu	10^cc^
	Eau distillée	100^cc^
KRYSTAL-VIOLET PHÉNIQUÉ (pour faire le Gram).	Krystal violet	1 gr.
	Acide phénique neigeux	2 gr.
	Alcool absolu	10^cc^
	Eau distillée	100^cc^
FUCHSINE DE ZIEHL.	Fuchsine rubine	1 gr.
	Acide phénique neigeux	5 gr.
	Alcool absolu	10^cc^
	Eau distillée	100^cc^
BLEU DE KUHNE.	Bleu de méthyle rectifié	2 gr.
	Acide phénique neigeux	2 gr.
	Alcool absolu	10^cc^
	Eau distillée	100^cc^

4. — COLORATION DES COUPES.

Pour voir les microbes dans les coupes, il faut combiner les colorants microbiens et les colorants histologiques à élection nucléaire ou protoplasmique. (Voy. à ce sujet, Besson et les traités d'histologie pathologique.)

IV. — PRODUITS CHIMIQUES ET SOLUTIONS ACCESSOIRES.

Alcool à 90°.
Alcool absolu.
Éther sulfurique.

Alcool-éther.....	Alcool absolu	50cc
	Éther sulfurique pur..	50cc
Alcool-acétone...	Alcool absolu	80cc
	Acétone	40cc

Xylol.
Baume du Canada en solution dans le xylol.

Liqueur de Gram.	Iode.........................	1 gr.
	Iodure de potassium...........	2 gr.
	Eau distillée	300cc

Huile de cèdre, pour immersion.

Acides..........	Nitrique.
	Chlorhydrique.
	Sulfurique.
	Acétique.
	Phénique.

Huile d'aniline.
Chlorhydrate d'aniline.

V. — MILIEUX DE CULTURE.

1. — MILIEUX LIQUIDES.

BOUILLON DE VIANDE.

- **Définition.** — Milieu usuel. Se prépare avec de la viande de bœuf dégraissée. On l'additionne de sel marin, de peptone, de phosphate de soude, et de la solution de soude pour alcaliniser. Il doit être réparti par 10^{cc} dans des tubes, ou, pour certains cas particuliers, dans des ballons à fond plat, et restérilisé à l'autoclave avec le contenant. Le bon bouillon doit être transparent et avoir une réaction franchement alcaline.
- **Avantages et inconvénients.** — Ce milieu peut se mettre à l'étuve à 37°, il permet donc le développement rapide des germes, mais a l'inconvénient de ne pas permettre l'isolement des diverses espèces ; aussi ne doit-on l'employer, autant que possible, que pour la culture d'une espèce déjà isolée.
- **Modifications pour des cultures spéciales.** *Bouillon*
  - *Glycériné.* — Additionné de 5 p. 100 de glycérine. Spécialement employé pour la culture du *microbe de la tuberculose*.
  - *Sucré....* — Additionné de 2 p. 100 de glucose.
  - *Lactosé...* — Additionné de 2 p. 100 de lactose.
  - *Lactosé carbonaté.* — Additionné de 2 p. 100 de lactose et 2 p. 100 de carbonate de chaux. Spécialement employé pour la différenciation du *B. coli* et du *B. Eberth.*

N. B. — Nous ne donnons ici que la liste des principaux milieux de cultures, avec l'énoncé de leurs caractères et qualités. Pour plus de détails, voy. : Besson, *Technique microbiologique.*

V. — MILIEUX DE CULTURE (*Suite*).

EAU DE VIANDE.

1. Diffère du bouillon en ce qu'on ne porte à l'ébullition que le jus d'expression d'une infusion de viande.
2. S'emploie de la même façon, en tubes de culture.

EAU PEPTONISÉE.

1. C'est une solution de peptone, additionnée de sel marin dans l'eau, stérilisée et répartie en tubes.
2. S'emploie pour la recherche de la production de l'indol par certains microbes (*vibrion cholérique, B. coli*).

LAIT.........

1. C'est du lait frais, à réaction alcaline (ou légèrement additionné de carbonate de chaux) qu'on répartit en tubes et stérilise.
2. Ce milieu se coagule sous l'influence de la production d'acides par certains microbes (*B. coli*, etc.).

SÉRUM.......

1. Obtenu par coagulation du sang d'homme ou d'animal recueilli aseptiquement et restérilisé par chauffage fractionné à 60°.
2. S'emploie le plus souvent mélangé dans la proportion de 1/10 à 1/3 au bouillon.
3. Ex. :
   - Bouillon sérum bœuf.
   - Bouillon sérum cheval (Marmorek).
   - Bouillon sérum lapin (Bezançon).

URINE.......

Milieu autrefois très employé par Pasteur au début de ses recherches. Aujourd'hui délaissé.

2. — MILIEUX SOLIDES.

GÉLATINE....

Définition.

1. Milieu solide, préparé par l'addition de gélatine à du bouillon. Inventé par R. Koch.
2. S'emploie en tubes profonds (pour piqûre) ou en tubes couchés.

Avantages et inconvénients.

1. Milieu solide ; permet, en se liquéfiant sous l'action des substances protéolytiques, de distinguer certains microbes qui possèdent cette propriété.
2. Ne peut être placé à une température supérieure à 24°. Se liquéfie à 25°.

V. — MILIEUX DE CULTURE (*Suite*).

GÉLATINE ACIDE.	Non alcalinisée, garde sa réaction acide naturelle.
GÉLATINE D'ELLSNER.	Additionnée de purée de pomme de terre.
GÉLOSE ou AGAR.	**Définition.** Milieu solide préparé par l'addition d'agar-agar au bouillon. **Avantages.** 1. Ne fond qu'à 60°, peut donc être placé à l'étuve à 37°. C'est le milieu par excellence pour l'isolement des colonies microbiennes, mais, une fois fondu, ne se resolidifie qu'à 40°. 2. S'emploie en tubes couchés, pour les aérobies ; en tubes profonds, pour les anaérobies.
GÉLOSE AU SANG.	Par addition, avant la solidification, de 1/3 de sang ou par simple étalement à la surface de quelques gouttes de sang recueilli aseptiquement.
GÉLOSE ASCITE (de Wertheimer).	Préparée par adjonction, avant solidification, de 1/3 de sérum d'ascite recueilli aseptiquement.
GÉLOSE GLYCÉRINÉE.	Préparée avec le bouillon glycériné.
SÉRUM SOLIDIFIÉ.	1. Sérum sanguin de bœuf ou de cheval, recueilli aseptiquement et restérilisé par chauffage fractionné à 60°. 2. Coagulé en tubes couchés par la chaleur à 70°.
POMME DE TERRE.	1. Fragments demi-cylindriques de pommes de terre, placés dans des tubes spéciaux et stérilisés à 120°. 2. Peuvent être *alcalinisés* ou *glycérinés*, suivant les besoins.

VI. — PRÉPARATION DES MILIEUX USUELS.

PRÉPARATION DU BOUILLON.

1. 500 gr. de viande de bœuf dégraissée, hachée, à macérer, pendant quatre heures, dans 1 litre d'eau froide.
2. Faire cuire à feu doux (dans une marmite émaillée) jusqu'à ébullition, ou mieux placer dans l'autoclave ouvert (à 100°).
3. Passer sur torchon ou sur tarlatane; exprimer le résidu. Filtrer sur papier Chardin mouillé préalablement.
4. Ajouter de l'eau en quantité suffisante pour ramener à 1 litre. Placer dans une marmite ou un pot à lait émaillé,

   et ajouter :
   - Phosphate de soude.... 1 gr.
   - Sel marin............ 5 gr.
   - Peptone............... 10 gr.
5. Porter à 100° à l'autoclave.
6. Laisser refroidir à 60°. Alcaliniser jusqu'à réaction bleue du papier de tournesol (à l'aide d'une solution de carbonate de soude à saturation, qu'on versera goutte à goutte, en agitant).
7. Chauffer à 115° à l'autoclave, pendant vingt minutes.
8. Filtrer à chaud sur papier Chardin.
9. Répartir par 10^{cc} dans des tubes stérilisés (à l'aide d'un entonnoir muni d'une pipette).
10. Porter à l'autoclave à 115°, pendant un quart d'heure.

VI. — PRÉPARATION DES MILIEUX USUELS (*Suite*).

PRÉPARATION DE LA GÉLATINE.

1 à 3. Préparer du bouillon, comme précédemment jusqu'au temps 4.

4. En plus de phosphate, sel et peptone, ajouter, suivant la saison (plus en été) :
   Gélatine blanche extra... 80 à 120 gr.
5. Porter à l'autoclave à 100° en agitant (ou faire fondre au bain-marie).
6. Laisser refroidir à 60°.
7. Alcaliniser.
8. Porter à l'autoclave à 115°, pendant dix minutes.
9. Vérifier l'alcalinité.
10. Filtrer à chaud sur papier Chardin mouillé.
11. Répartir en tubes : 10cc pour gélatine couchée, 15cc pour piqûre.
12. Porter à l'autoclave à 115°, sans dépasser ce point.
13. Incliner les tubes, en évitant que la gélatine ne touche le bouchon.

VI. — PRÉPARATION DES MILIEUX USUELS (*Suite*).

PRÉPARATION DE LA GÉLOSE.

1 à 5. Préparer du bouillon, comme précédemment jusqu'au temps 6.

6. Ajouter :

   Agar.................... 15 gr.

   (ou 10 grammes pour les tubes profonds), et porter à l'autoclave à 100° pendant une demi-heure.

7. Laisser refroidir et alcaliniser.

8. Porter à 100°, pendant un quart d'heure.

9. Laisser refroidir à 60°; vérifier l'alcalinité; coller, par adjonction d'un blanc d'œuf battu dans l'eau, ajouter peu à peu en remuant.

10. Porter à l'autoclave à 120°, pendant une demi-heure.

11. Filtrer à chaud (dans l'autoclave) sur papier Chardin mouillé.

12. Répartir en tubes stérilisés.

13. Porter les tubes à 120°, pendant un quart d'heure.

14. Incliner les tubes immédiatement, ou mieux ne les incliner que par petites quantités, au fur et à mesure des besoins (après liquéfaction au bain-marie), pour éviter la dessiccation.

VII. — PRATIQUE DES ENSEMENCEMENTS.

PRÉLIMINAIRES.

1. Préalablement, enlever les capuchons des tubes et allumer son bec de Bunsen.
2. Tenir de la main droite, entre le pouce et l'index, l'extrémité du manche du fil de platine ou de la pipette.
3. Tenir de la main gauche, l'ouverture écartée l'une de l'autre, le tube dans lequel on doit prélever le produit à ensemencer et le tube à ensemencer.
4. Flamber soigneusement, dans la flamme du bec Bunsen, le fil de platine ou la pipette, y compris le manche dans toute la hauteur qui peut pénétrer dans le flacon.

MODE OPÉRATOIRE.

5. Entre le petit doigt et le bord cubital de la main droite, saisir le bouchon de coton du tube contenant la substance à ensemencer, éviter qu'il ne touche rien, et, en tenant le tube incliné, flamber l'orifice.
6. Prélever la culture ou substance à ensemencer, avec le fil ou la pipette.
7. Flamber et reboucher le tube.
8. Ouvrir par le même procédé le tube à ensemencer et flamber son orifice.
9. Introduire le fil de platine ou la pipette chargée et, si le milieu est liquide, l'y agiter ; s'il est solide, faire plusieurs stries parallèles ou piquer.
10. Flamber et reboucher le tube.

OPÉRATIONS TERMINALES.

11. Flamber, pour le stériliser, le fil ou la pipette qui ont ensemencé.
12. Capuchonner ses tubes, si c'est nécessaire, et les mettre à l'étuve.

VIII. — CULTURE DES ANAÉROBIES.

Les anaérobies doivent être cultivés à l'abri de l'oxygène de l'air, dans le vide, au contact d'un gaz inerte ou séparés de l'air par un milieu imperméable.

CULTURE EN BOUILLON. — Dans des tubes, dans lesquels on peut faire le vide.

CULTURE EN GÉLATINE. — Tubes de Vignal. — Procédé de choix.

1. Avoir de longs tubes étroits, les effiler d'une extrémité et de l'autre, faire un étranglement surmonté d'une partie supérieure avec tampon d'ouate.
2. Liquéfier un tube de gélatine, la débarrasser de l'air par l'ébullition, la laisser refroidir à température convenable et l'ensemencer directement ou avec une dilution.
3. Aspirer dans le tube de Vignal, par l'extrémité effilée préalablement flambée et brisée, la gélatine ensemencée, jusqu'à l'étranglement.
4. Fermer à la lampe l'extrémité effilée et fermer de même au niveau de l'étranglement.
5. Placer le tube dans l'étuve à 24°. On verra se développer les colonies au bout de deux à cinq jours, avec ou sans développement de bulles de gaz. (On peut colorer la gélatine au sulfo-indigotate de soude, qui est décoloré par les cultures.)
6. Pour étudier une colonie, stériliser la surface du tube à son niveau, puis le couper, et prélever avec le fil de platine.

VIII. — CULTURE DES ANAÉROBIES (*Suite*).

CULTURE EN GÉLOSE PROFONDE.

Procédé de choix. — Tubes de Liborius (Méthode de Veillon).

1. Avoir préparé préalablement des tubes de gélose sucrée, remplis sur une hauteur de 15 à 20 centimètres.
2. Placer ces tubes dans l'eau, les faire bouillir un certain temps pour les liquéfier et chasser l'air.
3. Laisser refroidir jusqu'à 40° environ, la gélose restant liquide.
4. Ensemencer un premier tube en agitant, puis un second et un troisième, etc., sans recharger l'instrument, pour avoir des dilutions de plus en plus étendues.
5. Plonger les tubes, aussitôt ensemencés, dans l'eau froide, qui les solidifie immédiatement.
6. Mettre les tubes à l'étuve.
7. Les colonies se développent au bout d'un temps variable dans toute la profondeur jusqu'à 2 centimètres de la surface; seulement les facultatifs remontent jusqu'à la surface. Les colonies sont plus ou moins disséminées, suivant la dilution.
8. Pour étudier les colonies, aller les prélever dans la profondeur avec une pipette effilée.

IX. — ISOLEMENT DES DIVERSES ESPÈCES MICROBIENNES.

Les exsudats pathologiques peuvent contenir plusieurs espèces de microbes; il faut pouvoir les isoler et il y a intérêt, même en cas d'espèce unique, à avoir des colonies isolées.

Trois procédés principaux :

1er PROCÉDÉ...
1. Charger un fil de platine ou la pipette, de l'exsudat à étudier.
2. Faire des stries successives sans recharger, sur plusieurs tubes, et sur différents milieux.

2me PROCÉDÉ..
1. Faire une dilution dans le bouillon (une goutte dans un tube de bouillon).
2. Faire une dilution de ce premier tube sur un second tube.
3. Faire une troisième dilution et plus, si les microbes examinés par frottis sont très abondants.
4. Ensemencer une goutte de chacun de ces tubes sur différents milieux.

3me PROCÉDÉ..
1. Ensemencer un tube de gélose, en touchant le bouillon du fond avec son fil.
2. Charger son fil stérilisé dans le bouillon du premier tube et en ensemencer un second, puis étaler le bouillon en surface.
3. Ensemencer un troisième tube au second, et ainsi de suite.

X. — INOCULATIONS AUX ANIMAUX.

OPÉRATIONS PRÉPARATOIRES.

1. Avoir une culture en bouillon ou une émulsion de culture sur milieu solide dans du bouillon ou de l'eau distillée.
2. Avoir une seringue d'une contenance de 2cc et des aiguilles creuses s'y adaptant. Stériliser ces instruments par l'ébullition prolongée.

MODE OPÉRATOIRE.

I. Sous-cutanée.

1. Raser ou épiler la peau de l'animal au point voulu (dos, flanc), et la désinfecter.
2. Faire tenir l'animal par un aide, de façon à l'immobiliser.
3. Charger la seringue et la tenir de la main droite. Faire un pli à la peau (de la main gauche), introduire l'aiguille, la maintenir entre le pouce et l'index de la main gauche, et pousser l'injection.

II. Intra-veineuse.

Au lapin, à la veine de l'oreille. Raser l'endroit, le désinfecter, faire saillir la veine en la pinçant, y introduire l'aiguille, dans le sens du cours du sang, pousser l'injection doucement. Oblitération au collodion.

III. Intra-péritonéale.

1. Raser et nettoyer la peau de la paroi abdominale. Faire tenir l'animal. Saisir entre les doigts de la main gauche toute l'épaisseur de la paroi abdominale, en évitant de saisir les anses intestinales, ou les chasser si on les a saisies.
2. Piquer dans toute l'épaisseur la paroi, mais obliquement et prudemment.
3. Pousser l'injection.

IV. Intra-pleurale. Intra-pulmonaire. Intra-méningée.

Mécanismes analogues, avec dispositions locales à prendre (espace intercostal, espace inter-occipito-vertébral, intervertébral, etc.).

XI. — EXAMEN DES MICROBES.

SUR CULTURE EN BOUILLON OU TOUT AUTRE LIQUIDE.

1. Prélever, avec l'anse de platine ou la pipette, une goutte du liquide.
2. Examiner :
   - *a.* Les cultures vivantes : recouvrir d'une lamelle et examiner avec l'objectif 7, à sec.
   - *b.* Les cultures séchées.
     1. Étaler sur une lame.
     2. Laisser sécher.
     3. Fixer par la chaleur (en passant cinq à six fois dans la flamme).
     4. Colorer.
     5. Examiner à l'immersion.

SUR CULTURE EN MILIEU SOLIDE.

1. Placer une goutte d'eau sur la lame.
2. Prélever une parcelle de culture avec le fil de platine.
3. Mélanger dans la goutte d'eau et étaler.
4. Sécher.
5. Fixer par la chaleur.
6. Colorer.
7. Examiner à l'immersion.

Si on emploie les lamelles, au lieu de lames, on suit la même technique, mais la préparation une fois colorée est placée (face préparée en dessous) sur une lame avec interposition d'une goutte d'eau (préparation extemporanée) ou de baume (préparation définitive).

XII. — EXAMEN BACTÉRIOLOGIQUE DU PUS.

RÉCOLTE. Prélever aseptiquement le pus à examiner dans une pipette (par aspiration) ou un tube stérilisé.

EXAMEN.

- I. Examen direct.
  1. Examiner entre lame et lamelle (pour voir s'il y a des microbes mobiles).
  2. Étaler par frottis sur lame ou sur lamelle.
  3. Sécher.
  4. Fixer par la chaleur ou mieux le sublimé acide suivi de lavage à l'iode dilué.
  5. Colorer.
     - *a.* Thionine, élection par l'alcool absolu.
     - *b.* Gram { éosine. / safranine.
     - *c.* Ziehl : bleu de méthylène (pour la tuberculose).
- II. Examen indirect.
  1. *Par cultures.*
     - *a.* Ensemencer dans bouillon.
     - Pour avoir des colonies isolées.
       - *b.* Ensemencer directement avec le fil de platine sur { gélatine. / gélose. / gélose profonde. / sérum. / gélose au sang, etc.
       - *c.* Si le pus est riche en microbes, ensemencer une dilution de bouillon sur ces différents milieux.
  2. *Par inoculations.*
     - *a.* Du pus directement.
     - *b.* Des différents microbes isolés sur les cultures.

XIII. — EXAMEN BACTÉRIOLOGIQUE DES CRACHATS

RÉCOLTE.

1. Recueillir dans un récipient stérile.
2. Isoler les crachats proprement dits de la salive par lavage dans l'eau stérile, — ou bien sédimenter. (Agiter dans de l'eau, puis laisser déposer et examiner le dépôt vingt-quatre heures après.)

EXAMEN.

- **I. Examen direct.**
  1. Étaler sur lame ou sur lamelle (entre deux lames ou entre deux lamelles séparées par glissement en sens inverse).
  2. Sécher.
  3. Fixer par la chaleur (flamme).
  4. Colorer..
     - Thionine.
     - Gram et éosine ou safranine.
     - Ziehl et bleu (tuberculose).
- **II. Examen indirect.**
  1. *Par cultures.* — Comme pour le pus.
  2. *Par inoculations.*
     - Directe . (exclusivement sous-cutanée), procédé de choix
       - pour le pneumocoque (souris).
       - pour la tuberculose (cobaye).
     - Indirecte — des microbes isolés.

XIV. — EXAMEN BACTÉRIOLOGIQUE DU SANG.

- **RÉCOLTE.**
  - Prélever aseptiquement quelques gouttes de sang
    - 1. *sur le vivant.* — Le meilleur procédé est la ponction exploratrice dans une veine du bras, après désinfection de la peau.
    - 2. *sur le cadavre.* — Par aspiration dans une pipette du sang du cœur.
- **EXAMEN.**
  - I. Examen direct.
    - 1. Étaler sur lame avec la baguette de verre ou la lame rodée.
    - 2. Sécher.
    - 3. Fixer...
      - *a.* Par la chaleur à 110°, pendant dix minutes (méthode d'Ehrlich).
      - *b.* Par l'alcool-éther.
    - 4. Colorer..
      - Thionine.
      - Gram
        - éosine.
        - safranine.
  - II. Examen indirect.
    - 1. *Par cultures.*
      - *a.* Ensemencer directement sur les différents milieux.
      - *b.* Ensemencer une dilution dans bouillon sur les différents milieux.
    - 2. *Par inoculations.*
      - Inoculer directement.
      - Inoculer les microbes isolés sur les cultures.

XV. — EXAMEN BACTÉRIOLOGIQUE DES FAUSSES MEMBRANES ET DES ORGANES.

FAUSSES MEMBRANES.	1. Faire des frottis sur lame et colorer.	Thionine. Gram. Ziehl.
	2. Faire une émulsion en bouillon et ensemencer sur différents milieux.	
ORGANES.	1. Faire des frottis et colorer. 2. Stériliser la surface au fer rouge et, avec une pipette ou un fil, prélever un peu de pulpe à l'intérieur, puis ensemencer sur divers milieux. 3. Fixer des morceaux de l'organe dans le sublimé acide ou l'alcool, pour faire des coupes.	

XVI. — EXAMEN BACTÉRIOLOGIQUE DES URINES.

URINES TRÈS TROUBLES.	1. Faire des étalements et examiner. 2. Ensemencer directement ou par dilution.	
URINES CLAIRES.	1. Centrifuger pendant vingt-quatre heures une certaine quantité d'urine.	
	2. Recueillir le dépôt.	Examiner directement. Ensemencer. Inoculer (tuberculose).

XVII. — EXAMEN BACTÉRIOLOGIQUE DES SELLES.

Faire des dilutions très étendues dans le bouillon et ensemencer.

XVIII. — EXAMEN BACTÉRIOLOGIQUE DES COUPES.

COUPES.	1. Faire des coupes histologiques à la paraffine. 2. Suivre la technique ordinaire pour les déparaffiner.
COLORATION DES MICROBES.	1. *Par la thionine* (ou tout autre colorant), avec décoloration élective à l'alcool. 2. *Par le Gram*. Faire un Gram en prolongeant les temps. { Violet, une minute. Liqueur de Gram, une minute. Décoloration lente. Colorer le fond de la coupe par une des méthodes ordinaires .... { Carmin. Hématoxyline. Éosine, etc. Pour la tuberculose : 3. *Par la méthode de Ziehl*. Colorer pendant vingt-quatre heures à froid. Décolorer par une solution de *chlorhydrate d'aniline* à 3 p. 100, puis passer à l'alcool et enfin recolorer le fond par le bleu.
MONTAGE.	Monter la coupe au baume.

XIX. — STAPHYLOCOQUE DORÉ.

DÉFINITION.

1. Coccus pathogène, découvert par Pasteur, en 1881, dans le pus des furoncles.
2. Agent pathogène des furoncles, anthrax, ostéomyélites, divers abcès chauds et suppurations, et septicémies.

CARACTÈRES.

- **I. Aspect.** — Cocci sphériques de 1 μ de diamètre, immobiles, isolés, groupés en diplocoques ou en amas en grappes.
- **II. Coloration.**
  1. Par toutes les couleurs d'aniline.
  2. *Prend le Gram.*
- **III. Cultures.**
  1. *Conditions.* — Aérobie. Anaérobie facultatif. Pousse de +15° à +44°, optima 37°.
  2. *Bouillon.* — A 37°, trouble en douze heures, puis précipité blanc opaque, se colorant ultérieurement en jaune ocre.
  3. *Gélatine.* — En trente-six heures, petit point jaune qui s'élargit, puis cupule de liquéfaction.
  4. *Gélose.* — A 37°, en vingt-quatre heures, colonies blanches arrondies qui s'étalent, deviennent opaques, prennent un aspect jaunâtre crémeux.
  5. *Sérum.* — Comme sur gélose.
  6. *Pomme de terre.* — A 37°, donne en deux jours un enduit jaune caractéristique.
  7. *Lait.* — Est coagulé.

XIX. — STAPHYLOCOQUE DORÉ (*Suite*).

PROPRIÉTÉS.	I. Vitalité.	Se conserve très longtemps (un an et plus) dans les cultures.
	II. Virulence.	Très variable, peut être nulle. Exaltée par des passages successifs sur le lapin.
PRODUITS MICROBIENS.	I. Toxine.	Extraite des vieilles cultures filtrées ou des corps de microbes stérilisés à une chaleur faible.
	II. Antitoxine.	Se trouverait dans le sérum d'animaux après immunisation pratiquée par quelques auteurs.

XX. — AUTRES VARIÉTÉS DE STAPHYLOCOQUES.

I. — STAPHYLOCOQUE BLANC.

HABITAT.	1. Normalement, sur la peau. 2. Associé dans quelques suppurations.
ASPECT.	Semblable au précédent.
CULTURES.	Semblable, mais ne se colorant jamais en jaune.
VIRULENCE.	Presque toujours nulle.

II. — STAPHYLOCOQUE CITREUS.

HABITAT. ASPECT.	Comme le staphylocoque doré, dont il semble n'être qu'une variété.
CULTURES.	Semblable au précédent, mais de coloration jaune citron.
VIRULENCE.	Variable.

XXI. — STREPTOCOQUE PYOGÈNE.

DÉFINITION.

1. Coccus en chaînettes, découvert par Pasteur dans le sang des femmes atteintes d'infection puerpérale.
2. Étudié par Felheisen dans l'érysipèle.
3. Aujourd'hui, on admet diverses races, sinon espèces, de streptocoques.

HABITAT.

1. Dans diverses suppurations : abcès, phlegmons diffus, pyohémies, infection puerpérale, angines; peut se rencontrer aussi, seul ou associé, dans les suppurations des séreuses (plèvres, péritoine, articulations, méninges, etc.).
2. Normalement, on trouve dans la bouche un streptocoque, qui en général n'est pas virulent.
3. Joue le rôle de microbe associé, dans de nombreuses infections.

CARACTÈRES.

- I. Aspect.
  - 1. *Dans les humeurs.* — Chaînettes de 5 à 10 cocci arrondis, de dimension de 1 μ environ, parfois groupés deux par deux.
  - 2. *Dans les cultures.* — En particulier dans le bouillon sérum, chaînettes beaucoup plus longues, flexueuses.
- II. Coloration.
  - 1. Par tous les colorants ordinaires.
  - 2. *Prend le Gram.*

XXI. — STREPTOCOQUE PYOGÈNE (*Suite*).

CARACTÈRES (*Suite*).	Cultures.	1. *Conditions.*	Aérobie. Anaérobie facultatif. De +18° à +45°, optima 37°.
		2. *Bouillon.*	En vingt-quatre heures, à 37°, petits grumeaux adhérant aux parois, puis tombant au fond du tube; le bouillon n'est pas troublé.
		3. *Bouillon sérum.*	Comme dans le bouillon simple, mais pousse plus rapidement, en chaînettes plus longues.
		4. *Gélatine.*	Pousse mal, en trois ou quatre jours, quelques petits points blancs opaques, non liquéfiée.
		5. *Gélose.*	A 37°, en vingt-quatre heures, semis de colonies blanc grisâtre, opaques, du volume d'une tête d'épingle ; s'étendent peu.
		6. *Sérum gélatinisé.*	Colonies grisâtres, punctiformes, poussant moins bien que sur gélose.
		7. *Pomme de terre.*	Pousse en colonies imperceptibles à l'œil.

XXI. — STREPTOCOQUE PYOGÈNE (*Suite*).

PROPRIÉTÉS.

- **I. Vitalité.**
  1. Faible. Mort en quinze jours dans les cultures. Doit être repiqué après passage à l'animal.
  2. Reste plus longtemps vivant dans les cultures anaérobies.
- **II. Virulence.**
  1. Très variable, — nulle ou quelquefois très intense, — tuant le lapin en vingt-quatre heures. La virulence peut être exaltée par passages successifs chez l'animal ou par injection simultanée d'un microbe banal (*Proteus*, Achalme).

PRODUITS MICROBIENS.

- **I. Toxine.** Extraite du bouillon (faiblement active), ou du corps de microbes stérilisés.
- **II. Antitoxine.**
  1. Existerait dans le sérum des animaux ayant subi l'immunisation, par inoculations successives de doses faibles.
  2. La *sérothérapie*, tentée par Marmorek, n'a pas encore donné de résultats satisfaisants.

INOCULATIONS. Veine auriculaire du lapin (mort par septicémie ou endocardite).

XXII. — VARIÉTÉS DE STREPTOCOQUES.

1. *Streptococcus tenuis* de la salive (Veillon), en général non virulent.
2. Streptocoque ne prenant pas le Gram.

Il semble y avoir *plusieurs* espèces bien distinctes de streptocoques.

XXIII. — PNEUMOCOQUE.

DÉFINITION.

- Découvert par Talamon. Étudié par Fränkel.
- Causes....
  - La pneumonie franche.
  - Certaines broncho-pneumonies, angines, etc.
  - — péritonites, pleurésies, péricardites, etc.
  - — méningites.
  - — arthrites, etc.
  - — endocardites, parfois avec septicémie.

CARACTÈRES.

- **I. Aspect général.** — Diplocoque encapsulé, prenant le Gram.
- **II. Détails d'aspect.**
  - *Du coccus.* — Coccus lancéolé, en flamme de bougie; le plus souvent groupés deux par deux et se regardant par leur extrémité étroite.
  - *De la capsule.*
    - *a.* Bien visible, dans les crachats et les exsudats de l'organisme.
    - *b.* Peut se voir
      - par coloration négative (auréole claire).
      - par coloration positive (Voy. méthode spéciale).
    - *c.* Disparaît ou devient invisible dans les cultures sur bouillon.
    - *d.* Reparaît dans les cultures sur sérum de lapin.

XXIII. — PNEUMOCOQUE (*Suite*).

CARACTÈRES (*Suite*).	II. **Détails d'aspect** (*Suite*).	*Chaînettes.*	*a.* Quelquefois dans les crachats. *b.* Sur certains milieux liquides, les diplocoques peuvent former des chaînettes de 6, 12, 20 éléments.
	III. **Cultures.**	*Conditions.*	De $+24°$ à $+42°$, optima 37°. Aérobie. Anaérobie facultatif.
		Bouillon...	A 37°, en vingt-quatre heures à quarante-huit heures léger trouble de très fins grumeaux, qui précipitent au fond du tube.
		Bouillon au sérum de lapin.	Les colonies se développent beaucoup mieux, sous forme de petits grumeaux.
		Gélose.....	A 37°, en quarante-huit heures, très petites colonies, punctiformes, transparentes, en gouttes de rosée.
		Gélose au sang humain. *Gélose au sang de lapin.*	Les colonies sont plus grosses et plus abondantes, poussent très rapidement.
		Sérum de lapin liquide.	Bon milieu, développement rapide, vitalité longtemps conservée.
		Lait.....	Est coagulé en quarante-huit heures environ.

XXIII. — PNEUMOCOQUE (*Suite*).

PROPRIÉTÉS.	I. Vitalité.	1. Ne dure pas plus de huit jours sur les milieux ordinaires. 2. Se conserve trois mois et plus dans les milieux au sérum de lapin (Bezançon et Griffon).
	II. Virulence.	S'atténue vite; il faut faire des passages par le lapin ou par la souris.
INOCULATIONS	I. Souris.	Très pathogène. Une inoculation sous-cutanée provoque une septicémie mortelle en vingt-quatre à quarante-huit heures. On trouve dans le sang des pneumocoques encapsulés.
	II. Lapin.	Plus résistant, meurt plus tardivement de septicémie.
	III. Cobaye.	1. Résistant. Réaction locale. 2. La mort est rare.
PRODUITS MICROBIENS ET ANTITOXINES.	I. Toxine.	1. Extraite des cultures filtrées; elle est peu active. 2. Extraite du sang de lapins morts de pneumococcie; elle est active.
	II. Agglutination.	Le sang des pneumoniques présente des propriétés agglutinatives pour les cultures (Bezançon et Griffon).
	III. Sérothérapie.	Le sérum d'animaux vaccinés jouit de propriétés préventives pour des animaux neufs.

XXIV. — GONOCOQUE.

DÉFINITION.

- Agent pathogène.
  1. De la blennorragie { urétrale. / vaginale.
  2. De suppurations diverses, en particulier : complications de la blennorragie.

CARACTÈRES.

- I. **Aspect.**
  1. Diplocoque encapsulé, ne prenant pas le Gram.
  2. Petits éléments en grain de café, d'un diamètre de 0 μ,5, groupés deux par deux, leur face convexe regardant en dehors.
  3. Capsules visibles par coloration négative, difficilement colorables.
  4. Dans le pus de l'urétrite, se trouve à l'état de pureté, les premiers jours:
     1. Il est quelquefois libre.
     2. Il est presque toujours à l'intérieur des globules blancs polynucléaires, cellules épithéliales.
- II. Coloration.
  - Ne prend pas le Gram.
  - Diagnostic: faire deux lamelles.
    1. Thionine.
    2. Gram. Fuchsine (les microbes qui prennent le Gram sont en violet, le gonocoque en rose).
- III. **Cultures** (de 21° à 39°) ne pousse bien que sur
  1. *Gélose au sang.* En deux jours, petites colonies grosses comme des têtes d'épingle, demi-transparentes, opaques au centre.
  2. *Gélose.* { 1. Sérum humain. / 2. Ascite......... } *Idem.*

INOCULATIONS.

- *Homme....* Des cultures pures inoculées dans l'urètre ou le vagin donnent la blennorragie.
- *Animaux..* Rien, ou abcès localisés.
- **Sérothérapie.** Essais jusqu'ici infructueux.

XXV. — MÉNINGOCOQUE.

DÉFINITION.	Agent pathogène, probablement spécifique de la méningite cérébro-spinale épidémique, décrit en 1887 par Weichselbaum.		
HABITAT.	Dans le liquide céphalo-rachidien des malades, dans les exsudats, quelquefois dans le sang et les humeurs.		
CARACTÈRES.	I. Aspect.	*Dans le liquide céphalo-rachidien.*	Toujours intra-leucocytaire (*diplococcus intra-cellularis incapsulatus* Weichselbaum); groupés deux par deux, coccus en demi-sphère se touchant presque par leur face plane. Auréole claire plus ou moins visible.
		Dans les cultures.	Diplocoque non encapsulé, rappelant un peu l'aspect du gonocoque ou du pneumocoque, mais bien formé de deux demi-sphères, se regardant par leur face plane.
	II. Coloration.	1. Toutes les couleurs d'aniline. 2. Ne prend pas le Gram.	
	III. Cultures.	*Conditions.*	Aérobie strict. Seulement sur milieux spéciaux (ensemencer le dépôt du liquide louche).
		Gélose ascite. Gélose sang.	En trois à quatre jours, petites colonies opaques, blanc grisâtre.
PROPRIÉTÉS.	Vitalité....	Peu durable.	
	Virulence..	Non pathogène pour les animaux de laboratoire.	
PRODUITS MICROBIENS.	Inconnus.		

XXVI. — TÉTRAGÈNE.

DÉFINITION.
- 1. Coccus vivant groupé en diplo- ou tétracoque.
- 2. Saprophyte pouvant devenir pathogène.

HABITAT.
- Dans la bouche, les crachats tuberculeux et dans certaines suppurations d'origine buccale.

CARACTÈRES.
- **I. Aspect.**
  - *Dans les humeurs.* — Coccus rond de 1 à 2 μ de diamètre ; groupés souvent par deux ou quatre, dans une sorte de capsule.
  - *Dans les cultures.* — Mêmes caractères, mais perd sa capsule.
- **II. Coloration.**
  - 1. Par tous les colorants ordinaires.
  - 2. Prend le Gram.
- **III. Cultures.**
  - *Conditions.* — Aérobie. Anaérobie facultatif. Pousse de +22° à +45°.
  - *Bouillon...* — Trouble opaque, puis dépôt grisâtre.
  - *Gélatine...*
    - *Piqûre.* | Non liquéfiée.
    - *Strie...* — Enduit épais, grisâtre.
  - *Gélose.....* — A 37° en vingt-quatre heures. Strie blanchâtre luisante.

PROPRIÉTÉS.
- **I. Vitalité.** — Très persistante.
- **II. Virulence.** — Peu intense, mais persistante.

INOCULATIONS.
- Inoculation sous-cutanée.
- Tue la souris blanche, avec formation d'un abcès sous-cutané, puis septicémie.

XXVII. — PNEUMO-BACILLE DE FRIEDLANDER.

DÉFINITION. Bacille encapsulé, trouvé par Friedlander dans certaines broncho-pneumonies.

HABITAT.
1. Dans les exsudats de certaines affections de l'appareil respiratoire et diverses suppurations.
2. Dans les eaux et milieux extérieurs.

CARACTÈRES.

- **I. Aspect.**
  1. Bacilles immobiles, de longueur variable, de 1 à 3 μ, isolés, encapsulés ou groupés par deux et trois bout à bout dans une capsule commune.
  2. Dans les cultures, perd sa capsule.
- **II. Coloration.**
  1. Par toutes les couleurs d'aniline.
  2. Ne prend pas le Gram.
  3. Capsule se colorant par les méthodes spéciales.
- **III. Cultures.**
  - *Conditions.* Aérobie. Anaérobie facultatif. De + 15° à + 40°, optima 37°.
  - *Bouillon...* En vingt-quatre heures, trouble nuageux, précipité visqueux au fond du tube.
  - *Gélatine...*
    - *Piqûre.* Clou blanchâtre, pas de liquéfaction.
    - *Strie...* Petites colonies blanches, rondes.
  - *Gélose....* A 37°, en vingt-quatre heures, colonies épaisses, opaques, blanches, luisantes, très visqueuses.
  - *Lait......* Coagulé.
  - *Pomme de terre.* A 37°, colonie épaisse, visqueuse, de coloration jaunâtre.

PROPRIÉTÉS.
- I. Vitalité. Persistante dans les cultures.
- II. Virulence. A la souris, produit un abcès local.

PRODUITS MICROBIENS. Non étudiés.

XXVIII. — BACILLE DIPHTÉRIQUE.

DÉFINITION. Agent spécifique de la diphtérie, découvert par Klebs, étudié par Löffler, puis par Roux et ses élèves.

HABITAT. Dans les fausses membranes, souvent associé à d'autres microbes (cocci, staphylocoque, streptocoque, etc.).

CARACTÈRES.

- I. Aspect.
  - 1. *Dans les fausses membranes.* — Bâtonnets de dimensions diverses, plus ou moins irréguliers (parfois renflés, incurvés, etc.).
  - 2. *Dans les cultures.* — Bâtonnets souvent groupés deux par deux, souvent en V.
    - Cultures jeunes (trois formes).
      - Forme *courte* (peu active).
      - Forme *moyenne*.
      - Forme *longue* (très virulente).
    - Vieilles cultures. — Formes atypiques, plus ou moins renflées, parfois vacuolaires.
- II. Coloration.
  - 1. Se colore facilement par toutes les couleurs d'aniline mordancées.
  - 2. Prend le Gram.

XXVIII. — BACILLE DIPHTÉRIQUE (*Suite*).

CARACTÈRES (*Suite*).

- **III. Cultures.**
  - *Conditions.* — Aérobie, pas strict, de +20° à +40°.
  - *Bouillon...* — A 37°, en vingt-quatre heures, points blancs granuleux, voile, précipité au fond du vase, le bouillon reste clair.
  - *Gélatine...* — Pousse très mal.
  - *Gélose.....* — A 37°, en quarante-huit heures, petites colonies opaques, saillantes, grisâtres.
  - *Pomme de terre.* — Ne pousse pas.
  - *Sérum de bœuf solidifié.* — Milieu de choix (diagnostic courant). En dix-huit heures, à 37°, points blanc grisâtre du volume d'une tête d'épingle, plus opaques au centre, lorsqu'on les regarde par transparence.

PROPRIÉTÉS.

- **I. Vitalité.**
  1. Très grande, résiste longtemps dans les cultures.
  2. A la chaleur humide, meurt à +58°.
  3. Desséché, résiste jusqu'à 95°.
  4. Tué assez rapidement par la lumière, et par les antiseptiques ordinaires.
- **II. Virulence.** — Très variable suivant les cas : 1^cc de bouillon de vingt-quatre heures tue le cobaye en un temps qui varie de un jour à huit jours ; peut manquer, surtout lorsqu'il s'agit de bacille court.

XXVIII. — BACILLE DIPHTÉRIQUE (*Suite*).

PROPRIÉTÉS (*Suite*).	II. **Virulence** (*Suite*).	*Atténuation.*	Par la culture, sur des milieux et à des températures défavorables.
		Exaltation.	Par injection simultanée de streptocoque au cobaye.
INOCULATIONS.	Tue le cobaye et la plupart des animaux de laboratoire.		
PRODUITS MICROBIENS.	I. Toxine.	1. Extraite du bouillon filtré. 2. Possède des propriétés très actives. 1/10 de centimètre cube tue le cobaye en vingt-quatre heures. 3. Tous les animaux y sont sensibles, à part la souris et le rat.	
	II. Antitoxine.	Se développe dans l'organisme des animaux qui ont été vaccinés par inoculation de doses minimes et progressives de toxine.	
	III. Sérum antidiphtérique.	C'est le sérum sanguin de cheval immunisé.	
DIAGNOSTIC BACTÉRIOLOGIQUE DE LA DIPHTÉRIE.	Se fait par l'ensemencement sur sérum solidifié de frottis de fausses membranes; mais le bacille isolé ne peut être distingué du bacille pseudo-diphtérique que par la constatation de la virulence par l'inoculation au cobaye. Un cobaye neuf doit être tué en deux à huit jours, tandis qu'un cobaye qui a reçu préalablement du sérum antidiphtérique doit survivre.		

XXIX. — BACILLE PSEUDO-DIPHTÉRIQUE.

HABITAT. — Dans les fausses membranes avec le bacille, dans certaines angines et assez souvent dans la bouche d'individus sains.

CARACTÈRES.

- **I. Aspect.** — Semblable au bacille diphtérique vrai, dans ses formes moyenne ou courte, surtout dans les cultures.
- **II. Coloration.** — Semblable.
- **III. Cultures...**
  - *Conditions.* — Semblables ; pousserait à une température un peu plus basse.
  - *Sérum solidifié.* — Mêmes caractères.
  - *Bouillon...* — Mêmes caractères, mais troublerait un peu plus le bouillon.
  - *Gélatine...* — Mêmes caractères, mais pousse à 22°.
  - *Gélose.....* — Mêmes caractères.

PROPRIÉTÉS BIOLOGIQUES.

- **I. Vitalité.** — Semblable.
- **II. Virulence.** — Nulle.

INOCULATION.

1. Sous-cutanée, au cobaye.
2. Peut donner un œdème léger.
3. Mais ne produit jamais la mort.

XXX. — BACILLE PYOCYANIQUE.

DÉFINITION. Microbe du pus bleu, découvert par Gessard.

HABITAT.
1. En général saprophyte associé aux microbes de la suppuration dans le pus bleu.
2. Exceptionnellement pathogène (septicémie).
3. Peut se trouver dans la terre, dans les eaux.

CARACTÈRES.

- **I. Aspect.**
  - 1. Habituel. — Petit bâtonnet mobile, à extrémités arrondies, longueur 2 μ.
  - 2. Anormal (Charrin et Guignard). — Filamenteux. Spirillaire. Cocciforme.
- **II. Coloration.**
  - 1. Facilement colorable.
  - 2. Prend ou non le Gram, suivant les races.
- **III. Cultures.**
  - *Conditions.* — Aérobie (+ 15° à + 43°). Anaérobie facultatif.
  - *Bouillon...* — A 37°, trouble en huit heures, puis teinte verte fluorescente; le lendemain, voile de surface.
  - *Gélatine...*
    - *Piqûre.* — Strie blanche, puis cupule de liquéfaction. Milieu vert.
    - *Strie..* — Petites colonies jaunes, liquéfaction. Milieu vert.
  - *Gélose.....* — A 37°, en vingt-quatre heures, strie grisâtre; la gélose est verdâtre, fluorescente en dessous.

XXX. — BACILLE PYOCYANIQUE (*Suite*).

- **INOCULATIONS**
  - **Sous-cutanées.**
    1. Rat, souris tués.
    2. Lapin plus résistant (maladie chronique cachectique).
    3. Cobaye : abcès local, puis généralisation et mort.
  - Exaltation de la virulence par passages de lapin à lapin.
- **PRODUITS.**
  - **I. Pigments.**
    1. Bleu.
    2. Vert.
    3. Brun, etc.

    solubles dans le chloroforme.
  - **II. Toxines.**
    1. Extraites des cultures filtrées.
    2. Tuent le lapin.
    3. Sont antagonistes du charbon.

XXXI. — BACILLE DE DUCREY.

DÉFINITION. Bacille du chancre mou, découvert par Ducrey.

HABITAT. Se trouve dans le pus de la surface des ulcérations.

CARACTÈRES.

- I. Aspect.
  1. *Isolé.* Gros bacille, long de 2 μ, large de 0 μ,5. Extrémités arrondies.
  2. Quelquefois en chaînettes de trois à vingt éléments.
  3. En général libre, parfois à l'intérieur des polynucléaires.
- II. Coloration.
  1. Se colore par les solutions de couleur d'aniline mordancées (thionine phéniquée, bleu phéniqué, etc.).
  2. Ne prend pas le Gram.
- III. Cultures.
  1. N'a pu encore être cultivé.
  2. Pas de milieu favorable.

INOCULATIONS

1. Sans résultat sur les animaux de laboratoire.
2. Sur une ulcération du gland du singe, reproduit le chancre mou (Nicolle, de Rouen).

XXXII. — BACILLE DE LA POURRITURE D'HOPITAL.

DÉFINITION.

1. Découvert par Vincent, dans les lésions de la pourriture d'hôpital.
2. N'envahit jamais l'organisme.

CARACTÈRES.

- **I. Aspect** (dans les frottis).
  1. Long bâtonnet immobile.
  2. Parfois groupé en chaînette.
  3. En général rectiligne, parfois incurvé.
- **II. Coloration.**
  1. Facile par les couleurs d'aniline mordancées.
  2. Ne prend pas le Gram.
- **III. Cultures** | Impossibles jusqu'ici.

INOCULATIONS

- *A l'homme*, sont restées stériles.
- *Aux animaux.* Le bacille ne se développe que
  1. Si les animaux sont cachectisés par une maladie antérieure.
  2. Si on l'inocule en même temps qu'un microbe de la suppuration.

XXXIII. — BACILLE DE LA PESTE.

DÉFINITION. — Cocco-bacille découvert par Yersin dans les bubons pesteux. Bien étudié par cet auteur.

PROPRIÉTÉS PATHOGÈNES. — Cause la peste de l'homme et des animaux (surtout les rongeurs) sous ses formes................
- Pneumonique.
- Bubonique.
- Intestinale.
- Septicémique.

CARACTÈRES.

- **Aspect.....** Cocco-bacille assez court, plutôt petit, à extrémités arrondies. Se groupe parfois en chaînettes, parfois en diplobacilles.
- **Coloration.**
  1. Par toutes les couleurs d'aniline. Les extrémités se colorent en général d'une façon plus intense que le milieu.
  2. *Ne prend pas le Gram.*
- **Cultures...**
  - *Conditions.* Aérobie, pousse de +15° à +40°; optima 37°.
  - *Bouillon...* A 37°, en dix-huit à vingt-quatre heures, petits amas grumeleux, du volume d'une tête d'épingle, adhérant aux parois, puis tombant au fond du tube; le bouillon reste clair.
  - *Eau peptonisée.* Mêmes caractères, accroissement rapide.
  - *Gélatine...* A 24°, traînée blanc grisâtre non caractéristique.
  - *Gélose.....* Colonies blanches, transparentes, à bords irisés, ressemblant un peu aux cultures de coli.

XXXIII. — **BACILLE DE LA PESTE** (*Suite*).

PROPRIÉTÉS.	**Vitalité....**	1. Se conserve bien. Les colonies se repiquent facilement. 2. Le microbe se trouve dans la terre après les épidémies. 3. Meurt par la chaleur.
	Virulence..	S'atténue rapidement sur les cultures repiquées, ainsi que hors de l'organisme.
PRODUITS MICROBIENS ET ANTI-MICROBIENS.	**Toxine.....**	1. N'existe que très faiblement dans les cultures filtrées. 2. Très énergique, obtenue par les bacilles broyés et portés à 60°. 3. Sert à la vaccination par la méthode de Hafking. 4. Sert à l'immunisation des animaux.
	Sérum.....	1. Préventif et curatif, fourni par les chevaux immunisés (Yersin, Calmette, Roux et Borrel). 2. La durée de l'immunisation par le sérum est courte (trois semaines).

XXXIV. — BACILLE DE PFEIFFER.

DÉFINITION. — Découvert par Pfeiffer. Serait le microbe pathogène de l'influenza. On le trouve au cours de cette maladie dans les crachats, le mucus nasal, les bronches, etc. D'après des travaux récents ce microbe ne serait qu'un saprophyte du poumon, qui deviendrait virulent à l'occasion de l'infection grippale et causerait alors des inflammations des voies respiratoires (G. Rosenthal).

CARACTÈRES.

- **Aspect.....**
  1. Petit bacille très grêle et très court. Isolé ou groupé par deux, trois, quatre éléments.
  2. En amas dans les crachats.
- **Coloration.**
  1. Se colore mal par les colorants ordinaires, mais bien par le Ziehl dilué (cinq minutes).
  2. Ne prend pas le Gram.
- **Cultures...**
  - *Conditions.* — Aérobie, ne pousse que sur les milieux au sang, entre 26° et 42°. (Sang humain, de lapin, de pigeon.)
  - *Gélose sang.* — A 37°, en 24 heures, petites colonies punctiformes, transparentes, en gouttes de rosée, ressemblant un peu à celles du pneumocoque.
  - *Bouillon sang.* — Donne de petits flocons blanchâtres.

PROPRIÉTÉS.

- **Vitalité....** — Se perd en quelques jours, les repiquages meurent vite.
- **Virulence..** — Pas étudiée, le microbe n'étant pathogène pour aucun animal.

INOCULATIONS. — Rosenthal, chez des lapins infectés par le staphylocoque, a pu provoquer des broncho-pneumonies.

XXXV — BACILLE D'EBERTH.

DÉFINITION. Bacille spécifique de la fièvre typhoïde, découvert par Eberth.

HABITAT.
1. Dans la rate, le foie, les ganglions mésentériques, les follicules clos intestinaux des typhiques, dans certaines suppurations, dans les matières fécales des typhiques, etc.
2. Dans les eaux souillées par des selles typhiques.

CARACTÈRES.

- **Aspect.....** Bacilles mobiles, longs de 2 à 3 μ, quelquefois beaucoup plus longs dans les cultures, parfois réunis par deux éléments, quelquefois plus.
- **Coloration.** Prend aisément toutes les couleurs d'aniline, ne prend pas le Gram. Dans certains cas, les extrémités se colorent plus fortement que le milieu du bacille. Les cils se colorent par les méthodes spéciales.
- **Cultures...**
  - *Conditions.* Aérobie facultatif; pousse de +4° à +46°, optima, 30° à 37°.
  - *Bouillon...* A 37°, trouble le bouillon en douze heures. Plus tard, dépôt au fond du tube, quelquefois léger voile à la surface.
  - *Bouillon carbonaté.* Cultive sans dégagement de CO^2.
  - *Gélatine...* N'est pas liquéfiée.
    - *En strie.* Traînée blanche à bords dentelés et irisés, au bout de trois jours.
    - *En piqûre.* En deux jours, petites colonies arrondies, blanc jaunâtre;

XXXV. — BACILLE D'EBERTH (*Suite*).

CARACTÈRES (*Suite*).	Cultures (*Suite*).	*Colonies isolées en plaques.*	Colonies arrondies à bords un peu dentelés, bleuâtres, plus ou moins saillantes et irrégulières, en iceberg (en cinq jours).
		Gélose.....	En vingt-quatre heures, à 37°, strie blanc grisâtre d'aspect crémeux, qui s'épaissit jusqu'au troisième jour, puis reste stationnaire.
		Pomme de terre.	Enduit humide, vernissé, de coloration blanchâtre, parfois bistre.
		Lait......	A 37°, pousse en douze heures, mais ne le coagule jamais, même tardivement.
		Eau peptonisée.	Pousse sans produire d'indol.
PROPRIÉTÉS BIOLOGIQUES.	Vitalité....	Dans les bouillons et sur gélose, à l'abri de la lumière, reste vivant pendant des mois. Dans le sol, pendant six mois au moins. Dans la glace, reste vivant. Tué à +60°.	
	Virulence..	Très variable suivant les races, les milieux de culture et les passages. Exaltée par le séjour en sacs de collodion dans le péritoine du cobaye.	

XXXV. — BACILLE D'EBERTH (*Suite*).

- **PRODUITS MICROBIENS.**
  - **Toxine.**
    1. Se trouve dans les bouillons de culture.
    2. En quantité plus abondante dans les bouillons à formule spéciale (Chantemesse).
  - **Antitoxine.**
    1. Se développe dans le sang des animaux immunisés par inoculation de toxine ou de bacilles stérilisés.
    2. Leur sérum possède des qualités préventives. Ce sérum possède le pouvoir agglutinant.
- **INOCULATIONS.**
  1. Cultures ordinaires peu virulentes, ne tuent la souris ou le cobaye que par inoculations intra-péritonéales.
  2. Cultures exaltées, arrivent à tuer par inoculations sous-cutanées.
  3. Fièvre typhoïde intestinale, obtenue expérimentalement chez le lapin, à l'aide de procédés spéciaux, par Ramond.
- **SÉRO-DIAGNOSTIC.**
  - **Définition.** Procédé de diagnostic certain de la fièvre typhoïde. Découvert par Widal. Basé sur la propriété agglutinante du sérum des animaux immunisés et du sérum des individus ayant eu l'infection typhique.
  - **Procédé de choix.**
    - *Matériel nécessaire.*
      - Pipette jumelle.
      - Bouillon de culture de bacille d'Eberth de douze à dix-huit heures.
      - 1/2cc de sang recueilli dans une pipette ou un tube et coagulé, de façon à ce que le sérum soit séparé du caillot rétracté.
      - Un verre de montre.
      - Lames et lamelles.

XXXV. — BACILLE D'EBERTH (*Suite*).

SÉRO-DIAGNOSTIC (*Suite*).

Procédé de choix (*Suite*).

Manuel opératoire.

1. Vérifier le bouillon, pour éviter les fausses agglutinations.
2. Séparer les pipettes jumelles d'un seul trait pour que les gouttes soient d'égal calibre.
3. Aspirer du bouillon dans une pipette et déposer 30 gouttes dans le verre de montre.
4. Aspirer du sérum dans l'autre pipette et déposer 1 goutte dans le verre de montre.
5. Laisser reposer cinq minutes.
6. Prélever 1 goutte du mélange et examiner sous lamelle, avec un objectif 6 ou 7 (ocul. 2 ou 3), éclairage Abbe, diaphragme très fermé.

Résultats. Si le séro-diagnostic est positif, les bacilles sont agglutinés en paquets, au bout d'un temps qui varie de cinq minutes à une demi-heure.

MENSURATION DU POUVOIR AGGLUTINATIF. Se fait par le même procédé, mais on a une série de verres de montre et on mélange 1 goutte de sérum à différents nombres de gouttes de bouillon : 50, 100, 200, 500, 1 000. On examine jusqu'à quelle dilution le bouillon est agglutiné et on dit que le sérum agglutine à 1/50, 1/100, etc.

XXXVI. — COLI-BACILLE.

DÉFINITION. — Cocco-bacille, découvert par Escherich.

HABITAT.

1. Normalement, dans l'intestin de l'homme et des animaux.
2. On trouve le coli-bacille à l'état pur dans l'exsudat péritonéal.
3. Peut devenir virulent et causer certaines infections.
4. Pour se le procurer, suturer l'anus du cobaye.

CARACTÈRES.

- **Aspect.....**
  - Bâtonnet à bouts arrondis, long de 2 à 3 μ, large de 0 μ,7 environ, parfois groupé par deux ou trois éléments.
  - Semblable à l'Eberth.
  - Possède des cils vibratiles un peu moins nombreux que le précédent.
- **Coloration.**
  - Par toutes les couleurs d'aniline.
  - Ne prend pas le Gram.
- **Cultures...**
  - *Conditions.* — De $+5^{\circ}$ à $+45^{\circ}$; optima, 37°.
  - *Bouillon...* — A 37°, trouble dès la huitième heure. Au bout de vingt-quatre heures, trouble épais, voile de surface, précipité au fond.
  - *Bouillon lactosé carbonaté.* — Dès la sixième heure, dégagement de bulles de CO^2.
  - *Gélatine* (pas liquéfiée).
    - *Piqûre..* — Pousse en vingt-quatre heures, petites colonies rondes, blanchâtres, opaques; à la surface, enduit blanc-âtre.

XXXVI. — COLI-BACILLE (*Suite*).

CARACTÈRES (*Suite*).	Cultures (*Suite*).	*Gélatine* (pas liquéfiée) (*Suite*).	*Strie...*	En trente-six heures, strie bleuâtre, puis blanchâtre et opaque au centre, à rebords festonnés, bleuâtres.
			Plaques.	Colonies isolées rondes, opaques, moins irrégulières que celles de l'Eberth.
		Gélose.....		A 37°, en vingt-quatre heures, strie blanchâtre, opaque, à bords bleuâtres.
		Pomme de terre.		Colonie d'abord jaunâtre, puis brune, épaisse, à surface humide, mais parfois presque semblable à l'Eberth.
		Lait......		Coagulé en vingt-quatre à trente-six heures.
		Eau peptonisée.		Produit de l'indol au bout de deux à trois jours.
PROPRIÉTÉS.	Vitalité....			Très persistante dans l'eau, le sol, les cultures à l'abri de la lumière. Résiste à la congélation. Tué par +60° pendant quelque temps.
	Virulence..			Très variable suivant les races. Par passage dans le péritoine du cobaye, on peut le rendre très virulent pour cet animal.

XXXVI. — COLI-BACILLE (*Suite*).

PRODUITS MICROBIENS.	Toxine	Existe dans le bouillon de culture, mais non encore étudiée.
INOCULATIONS.	1cc de bouillon de vingt-quatre heures tue le cobaye par injection intra-péritonéale.	
ESPÈCES VOISINES DU COLI (décrites par Escherich).	Bacillus lactis aerogenes.	Chez les enfants et les adultes soumis au régime lacté.
	Bacille de la diarrhée verte.	Variété de coli, légèrement chromogène.

XXXVII. — DIFFÉRENCIATION DE L'EBERTH ET DU COLI.

BOUILLON LACTOSÉ CARBONATÉ.	Eberth ..	Pas de dégagement de gaz.
	Coli	Dès la huitième heure, bulles d'acide carbonique.
LAIT à 37°	Eberth ..	Ne coagule jamais.
	Coli......	Coagule en vingt-quatre heures.
GÉLATINE LACTOSÉE TOURNESOLÉE légèrement alcaline.	Eberth ..	Pas de modifications.
	Coli.. ...	Virage au rouge-orange le long de la strie, puis sur tout le tube.
EAU PEPTONISÉE à 37° en deux jours.	Eberth ..	Pas d'indol.
	Coli......	Production d'indol. (Rechercher l'indol par une des méthodes spéciales.)
ACTION de 1 goutte de sérum d'animal immunisé contre le bacille d'Eberth ou du sérum de typhique (vérifié) pour 100 gouttes de bouillon	Eberth .	Agglutination rapide.
	Coli.	Pas d'agglutination.

Ce dernier procédé est le meilleur moyen de diagnostic; il suffit d'avoir en réserve du sérum d'animal immunisé contre le bacille d'Eberth ou du sérum de typhique dont on a vérifié le pouvoir agglutinatif à 1 p. 100.

XXXVIII. — BACTÉRIDIE CHARBONNEUSE.

(Syn. = Charbon. — *Bacillus anthracis.*)

DÉFINITION. Agent du charbon du mouton, des animaux et de l'homme.

CARACTÈRES.

- **Aspect.**
  - *Forme bacillaire.* Se voit dans le sang. Bâtonnets relativement volumineux, longs de 5 à 15 μ, larges de 1 μ,5, droits, isolés ou réunis bout à bout par deux ou trois éléments.
  - *Vivant dans un liquide.* Bâtonnet transparent, immobile.
  - *Forme filamenteuse.* Se voit dans les cultures. Particulièrement longs dans une culture sur bouillon, les filaments sont formés d'éléments plus grêles que les précédents, mis bout à bout.
  - *Spores....*
    1. Se forment à l'intérieur des bacilles dans les milieux vieux ou peu nutritifs.
    2. Éléments arrondis, ovalaires.
- **Coloration.**
  - *Bacille....*
    1. Se colore par toutes les couleurs d'aniline.
    2. *Prend le Gram.*
  - *Spores....* Se colorent par la méthode de Ziehl.
  - *Sang charbonneux.* Double coloration (Gram, Éosine).

XXXVIII. — BACTÉRIDIE CHARBONNEUSE (*Suite*).

CARACTÈRES (*Suite*).

- **Cultures..**
  - *Conditions.* — Aérobie. Se développe entre + 14° et + 43°; temp. optima à 35°-37°.
  - *Bouillon...* — 37°, flocons légers apparaissant au bout de quelques heures, deviennent plus épais et tombent au fond, laissant le bouillon clair.
  - *Gélatine...*
    - a. *En piqûre.* — A 24°, au bout du deuxième jour, ligne blanche envoyant bientôt des ramifications à angle droit; dans le haut, entonnoir de liquéfaction.
    - b. *Strie* ou *plaque.* — Taches grisâtres à bords sinueux (en quarante-huit heures).
  - *Gélose.....* — En vingt-quatre heures, à 37°, strie blanchâtre peu caractéristique.
  - *Pomme de terre.* — Enduit blanchâtre, devenant brunâtre.

XXXVIII. — BACTÉRIDIE CHARBONNEUSE (*Suite*).

- **INOCULATIONS.**
  - **Pratique...**
    1. Animal de choix : le *lapin*.
    2. Le *cobaye* et la *souris* sont presque aussi sensibles.
    - *Sous-cutanées.* — Inoculer sous la peau quelques gouttes de bouillon ou de sang charbonneux.
    - *Intra-veineuse.* — Une très petite quantité de culture en bouillon suffit.
    - *Intra-musculaire.* — *Idem.*
  - **Résultats..** — Inoculation sous-cutanée au lapin.
    1. Au bout de quinze heures, œdème local avec tuméfaction ganglionnaire.
    2. Au bout de vingt-quatre à trente-six heures, phénomènes généraux, hypothermie, mort. On trouve le bacille dans le sang; la rate et le foie en sont également bourrés.
- **PROPRIÉTÉS BIOLOGIQUES.**
  - **Résistance.** — La bactéridie meurt à 50°, la spore à 95°. Si on met les cultures au-dessus de 42°, la bactéridie devient asporogène (Pasteur); de même sur des milieux peu nutritifs.
  - **Vaccination.** — Découverte par Pasteur, se fait avec des cultures atténuées, en deux fois à doses croissantes.
- **PRODUITS SOLUBLES.** — On est arrivé à extraire des cultures une toxine charbonneuse, dont l'activité n'est d'ailleurs pas très grande.

XXXIX. — BACILLE DE LA TUBERCULOSE.

DÉFINITION. — Bacille spécifique de la tuberculose de l'homme et des animaux, découvert par Robert Koch en 1887.
Le bacille de la tuberculose aviaire n'est qu'une variété du précédent.

HABITAT.
1. Dans toutes les lésions tuberculeuses.
2. Difficile à cultiver directement en partant d'une lésion tuberculeuse de l'homme; il vaut mieux inoculer un produit tuberculeux au cobaye ou au lapin, puis cultiver le bacille en partant des lésions ganglionnaires de ces animaux.

CARACTÈRES.

Aspect.....
1. Dans les produits pathologiques, bâtonnets longs de 2 à 5 μ, très grêles, parfois irréguliers, plus renflés à leurs extrémités.
2. Dans les cultures, bâtonnets fins, immobiles, sur milieux solides, groupés en amas sinueux (moustaches), présentent parfois de pseudo-vacuoles.

Coloration. — Seulement par les procédés spéciaux, à cause de la propriété du bacille de se colorer très difficilement, mais une fois coloré, de résister à la décoloration.
Procédé de *Ziehl*, méthode de choix (Voy. plus haut).
Procédé d'*Ehrlich*, de *Fraenkel*, de *Lustgarten*.

Cultures... *Conditions.*
Sur milieux spéciaux.
Aérobie; +30° à +41°; optima 37°.
Ensemencer abondamment en raclant la surface du milieu.

XXXIX. — BACILLE DE LA TUBERCULOSE (*Suite*).

CARACTÈRES (*Suite*).	Cultures (*Suite*).	*Sérum solidifié.*	En quinze jours, à 37°, semis de petites colonies blanchâtres, sèches, grumeleuses, puis augmentent de volume. Le *bacille aviaire* donne une couche plus épaisse et d'aspect plus humide.
		Gélose glycérinée.	En quinze jours à trois semaines, colonies en nappe blanchâtre, sèche, écailleuse ou grumeleuse, parfois plissées, prennent en vieillissant une teinte rosée ou jaunâtre, dégagent une odeur aromatique. Le *bacille aviaire* donne une culture plus humide.
		Gélose glycérinée au sang.	Culture plus rapide (en huit jours). L'ensemencement direct de produits tuberculeux humains (sérosité de pleurésie, etc.) y est possible (Bezançon et Griffon).
		Bouillon glycériné. Dans les flacons d'Ehrlenmeyer.	Voile à la surface composé d'îlots, qui s'épaississent, et deviennent secs et saillants. Quelquefois il se fait seulement un sédiment floconneux.
		Pomme de terre glycérinée.	En quinze jours, à 37°, enduit épais, plissé, mou, blanc jaunâtre.

XXXIX. — BACILLE DE LA TUBERCULOSE (*Suite*).

PROPRIÉTÉS.

- **Vitalité....**
  - Doit être recherchée par les inoculations.
  - 1. Dans les cultures, meurt à + 75°.
  - 2. Dans les crachats, vit des mois et résiste pendant plusieurs heures à + 100°.
  - 3. Dans la terre, dans les poussières, il résiste des mois et des années.
- **Virulence..** Également conservée dans tous les cas. Ne s'atténue pas.

PRODUITS MICROBIENS ET ANTI-MICROBIENS.

- **Tuberculine.** Extraite du bouillon glycériné de culture de bacille, pour la première fois, par Koch, c'est probablement un mélange de diverses substances.
- **Tuberculine purifiée.** Obtenue par précipitation par l'alcool de la tuberculine brute........
  - *a.* Ces deux substances restent également sans action sur les animaux sains, mais provoquent chez les animaux tuberculeux, même à très faible dose, des réactions intenses.
  - *b.* Il en est de même chez l'homme : la tuberculine provoque un état grave et donne un coup de fouet aux lésions.
  - *c.* Employée par Nocard au diagnostic de la tuberculose chez les bovidés.
- **Extrait éthéré. Extrait chloroformé.** Extraits des corps de bacilles par Auclair, présentent des propriétés différentes, sclérosantes ou caséifiantes.
- **Sérums antituberculeux.** N'ont donné jusqu'ici, malgré les essais multiples, aucun résultat positif.

XXXIX. — BACILLE DE LA TUBERCULOSE (*Suite*).

INOCULATIONS (Méthode de choix pour le diagnostic de la tuberculose).

1. Possible sur tous les animaux de laboratoire.
2. Animal de choix : *le cobaye.*
3. Inoculation sous-cutanée des produits suspects, broyés dans l'eau stérilisée.
4. Il se développe, trois semaines après, un abcès qui s'ouvre à l'extérieur, puis l'animal meurt de tuberculose généralisée à prédominance ganglionnaire.
5. Ne pas faire l'inoculation intra-péritonéale des produits, les microbes concomitants pouvant donner lieu à une péritonite aiguë banale.

XL. — BACILLE DE LA LÈPRE.

DÉFINITION.

1. Bacille découvert par Hansen.
2. Se trouve dans les diverses manifestations de cette maladie;
3. N'a pas encore pu être inoculé avec succès aux animaux, ni à l'homme.

CARACTÈRES.

Aspect..... Bâtonnets longs de 6 μ, larges de 0 μ,5, ressemblant au bacille de Koch, parfois un peu incurvés, renflés aux extrémités.

Coloration.

Par les couleurs d'aniline simples.

Par le Gram.

Par le Ziehl. — Résiste plus longtemps à la décoloration par les acides que le bacille de la tuberculose.

Par la méthode de Baumgarten. — Coloration, pendant cinq minutes, par le violet de gentiane aniliné; décolorer par l'alcool absolu additionné de 1 p. 100 d'acide nitrique.

Peut se colorer dans les lésions lépreuses, où on le trouve à l'intérieur des pseudo-tubercules.

Cultures... Restées jusqu'ici négatives.

XLI. — SPIRILLE DE LA FIÈVRE RÉCURRENTE.

DÉFINITION.		1. Spirille découvert par Obermeier, en 1868. 2. Se trouve, chez les individus atteints de fièvre récurrente, dans le sang, pendant les accès; dans la rate, entre les accès.
CARACTÈRES.	Aspect.....	Filaments très grêles, onduleux, longs de 15 à 40 μ.
	Coloration.	1. Dans le sang, recueilli par piqûre au doigt, étalé sur lamelle et fixé par alcool-éther. 2. Dissoudre l'hémoglobine par l'acide acétique à 5 p. 100 et l'ammoniaque. 3. Colorer par le violet de gentiane aniliné pendant dix minutes. 4. Puis laver à l'eau.
	Cultures...	Négatives.
INOCULATIONS		1. Sur le singe, par inoculation sous-cutanée de sang contenant des spirilles, on obtient un accès. 2. Ensuite les microbes ne se trouvent plus que dans la rate ; le sang est devenu bactéricide.

XLII. — VIBRION DU CHOLÉRA.

DÉFINITION. — Vibrion découvert par Koch, qui le décrivit sous le nom de *bacille virgule* (*coma-bacillus*). Se rencontre dans le contenu intestinal des sujets atteints de *choléra asiatique*. Ne pénètre jamais dans l'organisme, mais agit par production de toxine.

CARACTÈRES.

Aspect. — Bâtonnet long de 2 à 3 μ, large de 1/2 μ, incurvé en virgule, muni de cils vibratiles, parfois en courtes chaînettes, extrêmement mobiles. Dans les selles, ils sont plus longs et plus grêles, plus filamenteux.

Coloration.

1. Se colore mal par les colorants ordinaires.
2. Se colore bien par les colorants mordancés, en particulier le Ziehl dilué.
3. Ne prend pas le Gram.
4. Coloration des cils par les méthodes spéciales.

Cultures.

- *Conditions.* — Aérobie strict, + 12° à + 40°; optima 37°.
- *Bouillon.* — A 37°, trouble en douze heures, puis voile à la surface et précipité floconneux.
- *Eau peptonisée.* — Mêmes caractères. Donne au bout de vingt-quatre heures la réaction de l'indol (*Kolera-roth*).
- *Gélatine.*
  - *Piqûre.* — Petites colonies le long du trait, cupule de liquéfaction en vingt-quatre heures.
  - *Strie.* — Trait grisâtre, apparaissant rapidement, puis liquéfaction.
  - *Boîtes de Pétri.* — Colonies isolées rondes, bientôt accompagnées d'une cupule de liquéfaction, et formation d'une bulle d'air.

XLII. — VIBRION DU CHOLÉRA (*Suite*).

CARACTÈRES (*Suite*).	**Cultures** (*Suite*).	*Gélose*.....	A 37°, strie blanchâtre, en vingt-quatre heures.
		Pomme de terre.	Ne pousse que sur pomme de terre alcalinisée.
		Lait	N'est pas coagulé.
PROPRIÉTÉS.	**Vitalité**....		1. Dans les cultures, à l'abri de la lumière, peut vivre six mois. 2. Tué à + 60°. 3. Résiste à la congélation. 4. Tué par des traces d'antiseptiques.
	Virulence..		Très variable suivant les races; peut tuer le cobaye par inoculation intra-péritonéale ou être complètement inactif. L'ingestion par l'homme de bacilles cholériques, dans certains cas, a été absolument négative; dans d'autres, a provoqué un choléra léger, mais caractéristique.
PRODUITS MICROBIENS.	**Toxine cholérique.**		Extraite des cultures sur bouillon. Tue les animaux avec hypothermie et péritonite septique. A petites doses répétées, elle confère l'*immunité*.
	Antitoxine. (Sérothérapie.)		Le sérum des animaux immunisés possède le pouvoir agglutinatif (Pfeiffer). Il contient : Substance antitoxique. Substance antimicrobienne.
INOCULATIONS.	**Cobaye**		Inoculation intra-péritonéale, donne une péritonite mortelle.
	Lapin......		Mêmes résultats.
INGESTION.			Ne provoque d'entérite que si on fait ingérer en même temps des microbes favorisants.

XLIII. — VIBRIONS PSEUDO-CHOLÉRIQUES.

DÉFINITION.	Ont été isolés du contenu intestinal normal et de différentes eaux.
CARACTÈRES.	1. Races très nombreuses. 2. Ont presque tous les caractères du vibrion cholérique, à part la virulence.
DIAGNOSTIC DIFFÉRENTIEL AVEC LE V. CHOLÉRIQUE VRAI.	Ne peut se faire que par le caractère d'agglutination par le sérum anticholérique.

1. — VIBRION DE FINKLER ET PRIOR.

DÉFINITION.	Isolé dans divers cas de diarrhée grave et de choléra nostras.
CARACTÈRES.	1. Possède des caractères très voisins du vibrion de Koch. 2. Est virulent pour le cobaye.

2. — VIBRION DE DENCKE.

DÉFINITION.	1. Isolé d'un vieux fromage. 2. Est virulent pour le cobaye.

3. — VIBRION DE METSCHNIKOFF.

DÉFINITION.	1. Très voisin du vibrion cholérique. 2. Produit une maladie intestinale chez les poules.

XLIV. — BACILLE DE LA MORVE.

DÉFINITION. Bacille spécifique de la morve des animaux et de l'homme. Découvert simultanément en France par Bouchard Capitan et Charrin, en Allemagne par Löffler.

CARACTÈRES.

- **Aspect.....** Bacille long de 3 à 5 μ, large de 1 μ, arrondi à ses extrémités, parfois incurvé, parfois réuni par deux, mobile dans les cultures.
- **Coloration.**
  1. Mal par les colorants ordinaires.
  2. Bien par les colorants mordancés.
  3. Ne prend pas le Gram.
- **Cultures...**
  - *Conditions.* Aérobie, de + 24° à + 42°; optima 37°.
  - *Bouillon ..* A 37°, en vingt-quatre heures, trouble, puis précipité blanc au fond du tube.
  - *Gélatine...* Pousse à peine, à cause de la faible température.
  - *Gélose.....* A 37°, en vingt-quatre heures, mince strie blanchâtre, demi-transparente, puis s'épaissit et devient opaque.
  - *Sérum ....* Sur sérum de cheval, en quarante-huit heures, colonies jaunâtres, puis blanches et opaques.
  - *Pomme de terre.* A 37°, en quarante-huit heures, enduit épais, visqueux, jaunâtre, puis brun-chocolat (caractéristique).

XLIV. — BACILLE DE LA MORVE (*Suite*).

PROPRIÉTÉS.	Vitalité....	1. Faible. 2. Ses cultures vivent moins d'un mois ; tué par la dessiccation.
	Virulence..	1. Faible dans les cultures. 2. Extrême dans les produits morveux.
PRODUITS MICROBIENS.	Malléine...	1. Extraite des cultures sur bouillon glycériné de virus exalté. 2. Tue le lapin. 3. Provoque une réaction intense chez les animaux morveux. 4. Employée au diagnostic de la morve latente (Nocard).
INOCULATIONS.	Cobaye....	1. Animal de choix, très sensible. 2. Inoculation sous-cutanée, donne un chancre ou un abcès; la mort survient en un à deux mois, avec généralisation. 3. Inoculation intra-péritonéale, mort en dix à quinze jours.
	Lapin......	1. Très peu sensible. 2. Guérit.

XLV. — BACILLE DU TÉTANOS.

DÉFINITION.

1. Bacille sporogène, anaérobie, découvert par Nicolaïer.
2. Cause le tétanos : le bacille se trouve dans une plaie contaminée, et reste sur place, ses toxines agissant sur le système nerveux.
3. Se trouve aussi dans la terre, dans l'intestin du cheval et d'autres animaux.

CARACTÈRES.

- **Aspect.....**
  - *Bacille....* Mince, allongé, rectiligne, à bouts non arrondis, légèrement mobile dans le bouillon, à l'abri de l'air.
  - *Spores....*
    1. Apparaissent dans les cultures au bout de trente-six heures, ce sont des arthrospores sous forme de renflements ovoïdes à l'extrémité des bacilles, leur donnant l'aspect de raquettes ou de baguettes de tambour.
    2. Dans les vieilles cultures, les spores existent seules.
- **Coloration.**
  - *Bacille....*
    1. Se colore par toutes les couleurs d'aniline.
    2. Prend le Gram.
  - *Spore.....*
    1. Se colore mal par les colorants ordinaires ; son pourtour seul prend la couleur, la spore restant transparente.
    2. Peut se colorer par la méthode de Ziehl et les autres méthodes spéciales.

XLV. — BACILLE DU TÉTANOS (*Suite*).

CARACTÈRES (*Suite*).	**Cultures...**	*Conditions.*	Anaérobie, mais pas strict; pousse de +14° à +43°; demande des milieux frais.
		Bouillon...	En tubes clos, trouble en vingt-quatre heures, puis dépôt au fond. Bulles de gaz. Odeur fétide caractéristique.
		Gélatine...	En tubes de Vignal, à 22°, au bout de cinq jours, petits points blancs étoilés, nuageux, atteignant le volume d'une tête d'épingle. Fragmentation par bulles de gaz.
		Gélose ...	En piqûre profonde. Colonies radiées, nuageuses, avec dégagement de gaz fragmentant le milieu.
		Lait......	Cultive bien, ne coagule pas.
PROPRIÉTÉS.	**Vitalité....**	*Bacille....*	Très faible, meurt à 60°.
		Spore.....	Très grande, se conserve indéfiniment, à l'abri de l'air et de la lumière, celle-ci les tuant à la longue. Résiste à l'ébullition pendant huit minutes et à la chaleur sèche, jusqu'à 120°.
	Virulence.		Les spores réensemencées après plusieurs mois donnent des bacilles virulents. Les repiquages des cultures asporulées donnent une atténuation rapide.

XLV. — BACILLE DU TÉTANOS (*Suite*).

- **RECHERCHE.**
  - **Dans la terre.** — Inoculer à un cobaye un peu de terre de rue ou de jardin : il mourra de tétanos ou de septicémie à vibrion septique.
  - **Dans une plaie.** — Ensemencer, en milieu anaérobie, après dilution, un peu de l'humeur de la plaie suspecte.
- **PRODUITS MICROBIENS ET ANTI-MICROBIENS.**
  - **Toxine tétanique.**
    1. Étudiée par Kitasato, Roux, Borrel, etc.
    2. Obtenue par filtration de bouillons anciens.
    3. Tue les animaux à des doses minimes, avec tous les symptômes du tétanos.
    4. Détruite par le chauffage à 80° pendant trois heures.
    5. Peut s'obtenir aussi par évaporation du bouillon de culture dans le vide.
  - **Antitoxine.** — Dans le sérum des animaux immunisés.
  - **Immunité.**
    1. Obtenue par inoculation de toxine atténuée par chauffage et additionnée de trichlorure d'iode.
    2. On inocule des doses progressives.
  - **Sérothérapie.**
    - Le sérum antitoxique est obtenu par immunisation du cheval.
    - Propriétés du sérum.
      - Antitoxique.
        - *a*. In vitro.
        - *b*. Dans l'organisme.
      - Préventif. — Du tétanos.
      - *Non curatif*. — Les injections intracérébrales n'ont pas donné de bons résultats.

XLV. — BACILLE DU TÉTANOS (*Suite*).

INOCULATIONS.

- **Au cobaye.**
  1. *Inoculation de terre tétanique.* — Œdème de la région, puis, en trois ou quatre jours, symptômes du tétanos.
  2. *Inoculation de cultures pures.* — Donnent le tétanos en vingt-quatre à quarante-huit heures.
  3. *Inoculation de spores pures.* — Ne donnent rien, les spores étant englobées par les leucocytes.
  4. *Inoculation de spores avec un autre microbe ou substance antileucocytaire.* — Les spores se développent rapidement et donnent le tétanos.
- **A la souris.**
  1. Mêmes réactions;
  2. La mort arrive en un à quatre jours, avec les symptômes caractéristiques.
- **Aux autres animaux.**
  1. Tous les animaux domestiques prennent le tétanos;
  2. Le chien est plus résistant.

XLVI. — VIBRION SEPTIQUE.

DÉFINITION.

1. Microbe de la gangrène gazeuse ; étudié par Pasteur ; c'est le premier anaérobie pathogène étudié.
2. Se trouve dans tous les milieux extérieurs, et cause la septicémie gazeuse.

CARACTÈRES.

- **Aspect.....**
  - *Bacille....* Bâtonnet de longueur variable, parfois réuni en chaînettes, assez sinueux, légèrement mobile à l'abri de l'air.
  - *Spores ....* Éléments ovalaires. Arthrospores.
- **Coloration.**
  - *Bacille....* Par toutes les couleurs d'aniline, mais il faut des couleurs mordancées. Prend mal le Gram.
  - *Spores ....* Par les méthodes spéciales.
- **Cultures...**
  - *Conditions.* Anaérobie strict, de +15° à +43°.
  - *Bouillon ..* A 37°, trouble louche en quinze à vingt-quatre heures, avec dégagement de gaz. Dépôt et sporulation, après trente-six heures.
  - *Gélatine...* En profondeur, en quatre jours, petites sphères avec irradiations mousses, dégagement de gaz, liquéfaction.
  - *Gélose.....* A 37°, en vingt-quatre heures, colonies nuageuses et fragmentation du milieu par les gaz.

XLVI. — **VIBRION SEPTIQUE** (*Suite*).

PROPRIÉTÉS.	Vitalité....	*Vibrions* ..	Mort au contact de l'air.
		Spores	Résistent très bien, même aux antiseptiques.
	Virulence..	Se maintient indéfiniment dans les cultures et les spores.	
PRODUITS MICROBIENS ET ANTI-MICROBIENS.	Toxine	1. Étudiée par Roux et Chamberland. 2. Obtenue par bouillons filtrés. 3. Est peu active (5cc de bouillon filtré). 4. Possède des propriétés chimio-taxiques négatives.	
	Immunité..	Chez le cobaye, par inoculations de toxine.	
INOCULATIONS.	Terre ou cultures.	*Au cobaye.*	Mort en vingt-quatre heures.
	Spores pures.	*Au cobaye.*	Sont inoculées sans résultat.

TABLE DES MATIÈRES

www.ingramcontent.com/pod-product-compliance
Ingram Content Group UK Ltd.
Pitfield, Milton Keynes, MK11 3LW, UK
UKHW020412230726
13925UKWH00004B/1376

9 782013 538121